LA
TABACOMANIE,
OU
LE TABAC
Dans ses divers usages,

ses étrangetés,

ses fâcheux et dangereux résultats.

POÈME EN TROIS PARTIES.

PAR

M. M. BAUME,

Propriétaire, résidant à La Seyne,

près Toulon (Var) sur le Cours, 10.

TOULON.

IMPRIMERIE VEUVE BAUME, RUE NEUVE, 20.

1858.

Nos lecteurs, si tant est que cet opuscule en rencontre, se méprendraient étrangement s'ils pensaient que nous avons eu la prétention d'écrire un poëme. Non, certes! La forme légère que nous avons adoptée, la négligence de la rime et le laisser-aller du style, tout prouve que nous n'aspirons nullement à être classé dans les rangs de la haute littérature.

Notre pensée, notre but, sont beaucoup plus sérieux au point de vue du moraliste; et nous allons les dire, en peu de mots, aux honnêtes gens qui nous feront l'honneur de nous lire.

Nous sommes profondément pénétrés de cette vérité, que l'usage comme l'abus du tabac porte un préjudice énorme à la race humaine, soit dans l'ordre physique, soit dans l'ordre intellectuel. Que l'on prise, que l'on fume, ou que l'on mâche cette feuille irritante et somnifère, nous sommes d'avis que c'est là un présent délétère fait à la vieille Europe par la jeune Amérique; comme si cette dernière voulait se venger d'avoir été conquise. L'arme des vaincus, des esclaves, est en effet le poignard et le poison.

Aux priseurs, nous dirons que l'introduction du tabac en poudre dans les fosses navales établit à la longue un cautère au détriment de la membrane muqueuse, sur laquelle s'épanouissent les nerfs olfactifs. Nous croyons que trois facultés essentielles se trouvent tôt ou tard compromises par l'usage de ce narcotique, et quelles facultés ! l'ODORAT, LA VUE, LA MÉMOIRE !.. Et à quelle gêne, quelles préocupations incessantes, quels ennuis, quels inconvéniens s'expose le priseur! que d'argent inutilement gâché ! que de linge sali et promptement mis en débris! de quelle infection permanente le priseur n'est-il pas le sujet, soit pour lui, soit pour les autres ! Que de précautions constantes pour aviser au curage permanent de ce *Water-Closet* que l'homme crée dans ses fosses nasales. au milieu de sa face! Dérision! Quel abus ose-t-il faire du plus bel ouvrage de l'humanité.

Que dire du fumeur, qui transforme sa bouche en un poële ardent enfumé, colligeant la suie, détruisant l'émail des dents, changeant leur ivoire en ébène, leurs perles en charbon ! Encore si c'était tout ! Mais non... le fumeur se détériore et se dessèche l'estomac et les poumons ; il émousse la sensibilité de son palais et de la langue; il s'altère le sens du goût ; il porte de rudes atteintes à la mémoire, à l'intelligence par l'action continue des évaporations narcotiques qui montent au cerveau en attaquant les parties les plus subtiles, et finissant par en paralyser la sensibilité. A quoi pense l'homme qui fume ?—A rien : il rêve, il dort ; c'est un temps à retrancher de la vie active.

Quant à celui qui mâche le tabac, nous n'en disons rien, il se fait justice lui-même ; il se cache, il a honte de son vice infâme ; il se tue petit à petit comme les misérables qui périssent sous l'action réitérée des boissons alcooliques, Quelle horrible dépravation !

De grands médecins, de grands penseurs l'ont dit : l'Europe s'éteint et s'abrutit par l'abus du tabac, comme la Chine s'immobilise et se meurt sous l'effet de l'opium.

Nous sommes donc venus en toute franchise et dans la limite de nos forces, combattre l'ennemi qui étreint, qui enserre notre siècle. Notre but est donc sérieux : et nous espérons que nos coups porteront, quelle que soit la faiblesse de notre armure.

Nous voulons aussi attaquer de front, mais un peu plus tard, les sectateurs abusifs du culte de Bacchus; notre plan est fait, et l'œuvre marche. Mais, bien que la spéculation de librairie soit loin de nous, il n'en est pas moins vrai que le métier de moraliste deviendrait par trop onéreux, si l'on faisait toujours imprimer à ses frais et dépens. Si donc notre bonne étoile nous procure des sympathies parmi les personnes qui liront ce premier essai, nous les prierons de nous faire parvenir par la poste, sur simple mandat, ou en timbre-poste, une modique souscription d'un franc, et nous nous engageons de leur faire parvenir, à domicile, soit un exemplaire du présent opuscule, soit la BACCHOMANIE, nouvelle publication dont nous venons de parler.

M. M. B.

LA TABACOMANIE,

OU LE TABAC DANS SES DIVERS USAGES,

SES ÉTRANGETÉS,

SES FACHEUX ET DANGEREUX RÉSULTATS.

POÈME EN TROIS PARTIES.

Fumeurs divers, etc.

J'accours vers vous, modestes champs
Où le calme remplit les sens,
Où l'on savoure tant de charmes !
Doux asiles, fortunés lieux.
Où l'on respire et pense mieux !
Isolé, loin du bruit des armes,
Et, dans ma petite maison,
Je goûte l'heureuse saison.
Point de lambris, de stucs, de marbres ;
Mes amis de cœur sont les arbres,
Et mes compagnes sont les fleurs ;
J'aspire leurs douces odeurs.
Que ma joie est pure et tranquille

En fixant leurs riches couleurs !
Champs, quand loin de vous je m'exile,
Cédant aux volonté du sort,
Je vous recherche plus encor !
Vous m'enivrez de vos images !
Vous me figurez l'âge d'or....
Vie heureuse ! cieux sans nuages !..

—Tout se contredit aujourd'hui.
Le soleil est-il bien à lui ?....
Sans doute il accorde à nos plantes
Ses dons, ses feux vivifians,
Mais il accueille en même tems,
Mais il entretient dans nos champs
Des fleurs, des herbes décevantes,
Etrangères et malfaisantes ;
On regrette que ses rayons
Mûrissant nos fruits, nos moissons,
Caressent des tiges infectes ;
Qu'ils éclairent de vils insectes
Qu'on doit écraser sans pitié,
Sous peine d'être de moitié
Dans le mal qu'ils peuvent nous faire.
Le ciel... pouvait mieux... selon moi...
Je me tais, maître de la terre,
Sur le comment et le pourquoi...
Mais tu me permettras, j'espère,
Sans que j'éprouve ta colère,
De formuler quelque oraison ,
Ou quelque mode de chanson,
Sur cette plante que, sans honte,
On promène à satiété

Avec ne sais quelle fierté!...
Egarement que rien ne dompte.

—Il s'agit ici du TABAC,
Ce nom me soulève déjà !...
Il est des mots dont la structure
Tout à la fois sauvage et dure
Semble déclarer à nos sens :
Qu'il est du mauvais là-dedans,
Mots répugnant par leur nature,
Mots qui sont de mauvaise augure.

—Tout fume, tout prise à l'envi ;
Le tabac est en permanence ;
On ne peut nier sa puissance.
Le tabac ôte le souci;
Je pense qu'il en donne aussi.
C'est le cas ici de tout dire,
Et pour tout dire, je décris,
Je blâme, et même je flétris.
Le tabac prête à la satyre ;
Il fait pitié, mais il fait rire;
Il désennuie, et fait plaisir;
Il est coûteux et fait gémir;
Il précipite l'existence ;
C'est un toxique, un poison lent ;
C'est..... un bien dangereux présent :
Il attaque l'intelligence;
Il en affaiblit la puissance.

—En cet aventureux Traité,
Je vise à la simplicité ,

Plein d'amour pour la rectitude,
La règle ici me serait rude.
Je la suivrai négligemment,
Et non pas rigoureusement.
Souvent la recherche dépare.
De son éclat je suis avare.
Les entraves font trébucher :
A l'aise je prétends marcher.

—Viens à moi, gentil badinage,
Use d'un adroit persifflage :
Un ridicule démontré
Corrige un esprit égaré ;
Ravales avec avantage
Cet essaim de fatuités
Qu'un malheureux et plat usage
A, pour ainsi dire, injectés
Et plus sottement implantés.
Il m'irrite qu'on les caresse.
La raillerie est à-propos.
Arrivez à moi, les bons mots ;
Servons-les avec politesse,
Et tant pis à qui le bât blesse.

—Le tabac admis, que vit-on
Tout d'abord ? — Une seule classe
Se découvrit, et, prenant place,
Parut se grouper à son nom.
On se divisa. L'Industrie
A des nuances donna vie :
Les premiers nés sont les FUMEURS.
Admirons ces gaillards à pipes.

Ce sont eux qu'on appelle *types*.
Puis, parurent les CIGAREURS,
Jolis-cœurs et demi-femelles,
Coureurs de plaisirs et de belles...
On les taxe d'*efféminés*,
D'*intrus*, pour n'être fumeurs nés,
Changeant de figure et de mise,
Fashionables, caméléons.
On a tout dit par ces deux noms.
Qu'on les choie, ou qu'on les méprise,
Ils vont de la pipe à la prise.

—L'Espagne nous jetant ses goûts,
On vit nombre de jeunes fous
S'accommoder d'un amalgame
Coquet, facile à consumer,
Et moins dangereux à fumer,
Que le bas-prix surtout réclame.
On vit lors un adolescent,
Ou tous autres, privés d'argent,
On vit l'avare, à face blême,
Dans son logis forger lui-même
Cigares en diminutif,
Ou le *Cigareto* chétif.

—Il faut, dans la gent fumassière
Ne pas omettre la plus fière,
LES CHIQUEURS, matelots marins,
Qui, sur mer, pour se garder sains,
Du tabac font vile litière.
Il faut leur passer ce défaut :
Homme de prix, qu'un matelot !

Mais le matelot de rivière,
Mais l'ouvrier, le crocheteur ,
Le portier, le cultivateur,
(J'honore une telle carrière)
Pour ce misérables défaut ,
Savent-ils bien qu'on les déteste,
Qu'on les fuit pire que la peste.
Quoi de plus sauvage en un mot,
De plus bas, de plus...., *hottentot*.

—Voilà les héros que j'expose
Dans ce chapitre primitif.
Je vous en ai soumis la pose ;
Passons à l'état descriptif,
Et voyons l'HOMME, sans contrainte,
(J'use d'un langage fictif)
L'homme..... d'origine si sainte,
De Dieu la belle et noble empreinte ;
L'homme, en ses goûts extravagans ;
L'homme, aux bons et mauvais penchans ;
L'homme, dont je suis le semblable,
Plus souvent fou qu'il n'est traitable.

Peiné de vous dire, lecteur,
Soumis à la pipe, ou priseur,
Que je m'en veux de vous déplaire :
Je vais m'étendre, sans mystère,
Sur vous, franc de méchanceté,
En faveur de la vérité,
De la vérité toute entière.

—Puisque le tabac est en jeu,

C'est l'homme, c'es lui son enjeu.
L'engoûment de la tabagie,
De quels rangs sort-il, je vous prie?
Gens de bien, deviez-vous jamais
Accueillir cet étrange mets,
D'origine si peu brillante,
D'émanation malfaisante ?

— Colomb, ou Nicot l'importa,
On le choyait, on l'implanta ;
Et la plante sitôt reçue
Passa des hauts lieux dans la rue ;
Et l'on vit chiffonniers, tondeurs,
Sbires, matelots, crocheteurs,
Infecter les places publiques,
Les carrefours et les portiques.
Cette herbe qui flatte un kalmouk
Eût toutes sortes de pratiques;
Objet de crasse et de dégoût,
Elle s'introduisit partout.

Cela s'est vu. Mais chose pire,
(Vraîment j'ai honte de le dire)
C'est de voir l'orgueil, la grandeur
L'adopter et lui faire honneur!
Caprices de gens ! maladresse !
Comment ? l'élégante jeunesse
S'assimiler à des fumeurs !
S'en montrer les imitateurs !...
Voyez ces jeunes gens modèles,
De leurs cigares allumés
Souffler les gaz, les étincelles

Aux visages même des belles !..

—Galants, aux procédés exquis,
Allez donc, messieurs les marquis !..
Osez ! licence sur licence !...
Il est des hommes bien petits !...
Se peut-il qu'en irrévérence
Vous dépassiez, nobles fumeurs,
Vos stupides prédécesseurs !..
Songez que vous êtes en France.

--Remarquons d'abord le gamin,
Brûlant de porter à sa bouche
Le cigare attrayant, mutin :
Nous le verrons, s'il ne se couche,
Troublé, livide, convulsif,
Ne sachant où porter sa tête ;
Il vomit, ou ne vomit pas ;
Il se croit, dans cette tempête,
Aux portes même du trépas...
Voilà l'apprentissage, hélas !
Du plaisir qu'un fumeur s'apprête.

—Venons au fumeur rassuré
D'abord, il règle sa dépense :
Tant pour le matin (c'est sacré !)
Tant pour lé soir... il se dispense
De fumer après le repas.
Il s'aperçoit qu'il outrepasse.
L'appétit vient... il ne peut pas,
Quoiqu'il se modère et qu'il fasse
Vivre sans fumer largement.

Il doit au bureau. S'il s'en passe,
Il est souffrant; et le travail
Lui pèse trop. Il vend sa montre
Qu'il eût à bas prix, de rencontre,
Avec sa chaîne de corail.
Bref, le luron fume à toute heure ;
Sa conduite est celle d'un gueux
Dans les tripots et dans les jeux,
C'est là qu'il s'exerce et demeure.
Plein de sa vile passion,
Il est, en son abjection,
Honni, repoussé, quoiqu'il dise,
Quoiqu'actif, quoique vigoureux,
De toute maison où l'on prise
La propreté, la bonne mise ;
Il ne peut être, à tous les yeux,
Que cocher, garçon d'écurie,
Charretier ou cabaretier,
Palefrenier ou muletier.
Voilà son destin et sa vie.

—Avec de tels goûts, il convient
D'avoir de quoi, ne faisant rien ;
Et c'est alors qu'on justifie
L'ignoble titre de vaurien.
Avec semblable on s'associe,
On court aux fêtes du pays,
Où l'on est presque toujours gris ;
La phalange bien accomplie ,
On fume, on boit, on chante, on rit,
On se vautre, et l'on s'étourdit;
On chante son ignominie.

On n'a pas de honte, on jouit.
Combien cela durera-t-il ?

—Pour bien semer, on éparpille.
Des fumeurs citons quelque trait,
Ménageons ainsi l'intérêt.
Par intervalle, le ciel brille.
Constamment pur, il déplairait.

— Un goujat fumait en voiture.
(C'était un pleutre, un ignorant.)
Trois jeunes Messieurs voyageant
Le condamnèrent sans mesure.
Il mériterait la torture,
Se dirent-ils peu hautement.
Le fumeur fait la sourde oreille.
Il descend, et s'en vont après
Trois dames avec leurs coffrets.
Monte fille à face vermeille
Et deux vieillards à pas pesant.
Que s'ensuit-il donc ? jugez-en :
Ces trois juges, de *la torture*
Applicateurs outre mesure,
Montrent un cigare allumé.
L'un et l'autre s'en est armé,
(Croyez que l'anecdote est sûre)
Et l'omnibus est enfumé !...
Comme le goujat, mais sans honte,
Serrés, ils ne tiennent pas compte
(Tellement ils sont absolus
Peu touchés, encor moins émus,)
Ni du vieillard, ni d'une femme

Tous les deux prêts à rendre l'âme
Aux insupportables vapeurs
De ces dévergondés fùmeurs.
Je bouillonnais... j'étais tout flamme.
Je réfléchis, quoiqu'irrité,
Et m'arrête à cet *à parte* :
« Que si le goujat vous révolte,
« Montrez alors votre récolte
« De savoir-vivre, de bon ton.
« Dans vos écoles, qu'apprend-on ?
« Vous mériteriez le bâton.
« Aux règlements toujours rebelles ,
« Ne vous donnez pas pour modèles,
« Gens de bienséance. Entre nous,
« Ce pleutre est plus digne que vons. »

—Mais si nous démontrons l'audace
De certains fumeurs garnemens
Qu'on élude de voir en face
Etourdis plutôt que méchans,
Ce n'est ici qu'une préface.

—Je me suis demandé souvent :
Le fumeur peut-il être amant?
La pipe, voilà sa maitresse.
La pipe seule a sa tendresse.
Cet amour tient de la fureur.
Sans la pipe, pas de bonheur.
Toutefois, au pied de la lettre
Il ne faut prendre mon discours.
—Il n'est guère ici de peut-être :
Cet homme est nul dans ses amours ;

Il est maussade, il se suspecte,
Et s'étudiant, il s'objecte :
« Je ne saurais croire, en effet,
« Qu'à charmant minois je me lie;
« Vis-à-vis sa tête jolie
« Je serais interdit, muet.
« Je ne veux point, à cet objet,
« De mon haleine corrompue
« Exhaler une odeur qui tue.
« Qui, moi ? m'attacher à ses pas !
« M'abstenir, et ne fumer pas!
« Non, rien ne saurait me distraire
« De ma pipe, ma toute chère.
» Triste époux je serais d'ailleurs :
« Il faut faire cas de sa femme,
« L'entourer de soins, de faveurs
« Et mettre à sec le corps et l'âme;
« Il faut s'attacher aux enfants,
« Incommodes dans leur ensemble,
« Entendre leurs pleurs et leurs chants,
« Se livrer anx doux sentimens.
« Devant ce manège je tremble..
« Je reste garçon, quoiqu'en semble. »

—Je conviendrai que le fumeur
Est bon ami et plein d'honneur,
Vaillant, rarement il recule;
Il est loyal, il a bon cœur....
Sachons dire aussi, sans scrupule,
Que c'est un être ridicule.
Et voulez-vous savoir en quoi ?

—Quittant le travail, ou son toît,
Il prend une allure hautaine,
Et semble dire : *Je suis moi !*
Sa contenance est fière et vaine :
Cigare au bec, s'il prend l'essor,
On dirait qu'il va, dans sa route,
Sur un corps qui fuit en déroute,
Enlever citadelle et fort.
Remarquez la coquetterie
Qu'il déploie en se promenant,
Surtout, le dimanche, élégant,
Comme il marche fier, noblement ;
Et, quoique seul, en son délire,
Les yeux en l'air, il paraît dire :
« Pourquoi faut-il que mon labeur
« Que mon devoir vienne interdire
« Cet épisode de bonheur ?
« Et pourquoi faut-il se remettre
« Au travail qui brise mon être !...
« Ah ! si je pouvais m'assurer
« Une existence paresseuse,
« Solide autant qu'avantageuse !
« Ah ! si je pouvais me livrer
« A ce passe-temps délectable
« Qu'on recherche au sortir de table ;
« On ne peut toujours consommer,
« Et l'on peut constamment fumer...
Fumons jusques à perdre haleine,
Fuyons l'ennui, fuyons la peine.
Honneur au tabac ! mon désir
Serait de fumer à plaisir.

—Quel serait le fruit de mes veilles
Si j'entretenais vos oreilles
De tous leurs travers et leurs faits ?
Certes, je vous fatiguerais.
Mais je puis, en ces quelques pages,
Sans abuser de vos instants,
Vous reproduire les images
Qui se remettent à mes sens :

—Les grands fumeurs sont ignorans.
Chez eux on trouve peu de livres,
De s'instruire ils ne sont pas ivres;
Leur pipe nécessite un soin,
Et le papier est un besoin.
N'en trouve-t-on pas, on lacère
Corneille aussi bien que Voltaire.
—Au point du jour Martin s'en va
Fuyant tout ami, tout confrère ;
Heureux de fumer son tabac,
De s'en repaître à sa manière.
A sa pipe alors il faut voir
Comme il prodigue son savoir
A la charger, l'emplir, la rendre
Digne de lui !.. gentil fuseau,
Vingt fois il souffle en son tuyau,
La lave et sèche, sans répandre
De molécule. En cheminant,
Il voit, ne pouvant se méprendre,
Arriver à lui sieur Deluit,
Enragé fumeur comme lui ;
La gaîté survient et les gagne ;
On parle et de France et d'Espagne,

Et bientôt le tabac devient
Le sujet de leur entretien.
—Savez-vous bien son origine,
Dit Deluit ? — Elle vient de Chine,
Fait Martin. — Que dites-vous là ?
Pas du tout. C'est de La Plata.
—Qui vous a chanté cette histoire ?
—Je la tiens de père Grégoire
Qui s'est montré dans ce pays,
De là sont venus les spahis,
Qui nous l'apportèrent en France.
—Bravo, bravo, maître Deluit!
Vous êtes savant aujourd'hui !
Moi, dans l'histoire de Russie
Qu'à bord le patron m'a ravie,
J'ai lu que les mahométans,
De ce feuillages très-friands,
Prenant passage en Sibérie,
Firent récolte de son fruit.
Voilà que famine s'ensuit.....
Il faut connaître cette race :
Le peuple se soulève en masse.
L'empereur chinois fut d'avis
De fermer alors le pays
Et de bâtir longue muraille
Pour empêcher cette canaille
D'enlever le pain des Chinois...
Est-ce Chinois ? est-ce Iroquois ?
Je le saurais mieux, je l'espère.
—Vous êtes dans l'erreur, compère,
C'est en Amérique, je croi,
Que le tabac a pris naissance.

D'ailleurs, je ne vois là de quoi
Fatiguer notre intelligence.
Nous en jouissons, dieu merci.
Que cela soit toujours ainsi.

Ce langage prouve qu'en France
Les fumeurs en arrière sont,
Que peu de connaissance ils ont,
Notamment en géographie,
Bien moins en étymologie.
Parlez-leur misaine, artimon,
Tillac, tabac, qui les rallie.

—Mais au-devant de leur maison,
Il est des fumeurs de mérite,
Fumeurs modérés et d'élite.
Qui mi-cigare fumeront
Comme on fredonne une chanson;
Tout autrement, cherchant la plume,
Pour un souvenir qu'on exhume.

—Il est des fumeurs de décors,
Voyageurs, flaneurs, petits-maîtres,
Bien chaussés, et souvent en guètres,
Beaux-diseurs, serre-mains, retors ;
Voilà, voilà LES EXCELLENCES,
Saluons ces HAUTES PUISSANCES,
Fumeurs osés, et suffisans,
Soufflant fumée à tous passans,
Tenant la badine ou la canne.
Comme ils exaltent leur *Havane*!
Pour eux le tabac parfumé,

Le cigare fin embaumé.
N'ont-ils pas l'air de quelque chose
Cigare aux deux doigts de la main,
Et le fumant à bouche close ,
Genre fashionable et faquin.

—Mais le vrai fumeur, né mutin,
S'il ne les fuit, il les évite,
Il les observe avec dédain,
Contre eux il murmure, il s'agite ,
Et lorsqu'il voit ces jeunes fats
Rire follement aux éclats :
Pitié ! dit-il, allez donc vite.
Oui, pitié quant au ton railleur
Quant aux quolibets qu'ils débitent,
Qui, mal interprêtés, irritent.

—Un objet notamment majeur,
La propreté, fait l'appanage
De quiconque vit en ménage:
Cette propreté, je la tiens
Le plus beau, le premier des biens ;
Chacun en fait cas dans ce monde.
Eh bien, le fumeur ne l'a pas ;
Il la transgresse à chaque pas.
Sa présence est nauséabonde ;
Il laisse des traces partout
De mauvaise odeur, de dégoût.
Dès que par hasard on l'approche,
On sent le tabac corrompu
Qui, dans sa poche, est retenu ;
Qu'à ses vêtemens on s'accroche,

On y gagne une puantèur....
On le redoute... il fait douleur.
Enfin, quoiqu'on dise, et qu'il fasse,
Un tel être impose rigueur ;
On le voit de mauvaise grâce ;
On s'en éloigne avec grimace.
Il se considère à ce point
Qu'en certains lieux il n'entre point,
Craignant de faire dire aux dames :
—D'où viennent ces odeurs infâmes ?...

Tout fumeur se fera haïr !..
Que l'on s'impose de souffrir,
En fermant le nez et la bouche ;
On peut le faire en certains cas,
Lorsque l'odeur ne dure pas.
Mais quand l'odeur reste et nous touche
Comme avec la pipe il en est,
Peut-on se trouver satisfait ?

—Marton fait une triste mine,
Un fumeur entre en sa cuisine ;
Puis il cause sur l'escalier,
Qu'il métamorphose en bourbier.
—Ne peut-on parler à Madame ?
—Mais quittez votre pipe, au moins,
Dit Marton. Le qui dam s'exclame.
Madame ouvre... il lui faut des soins !
Car, surprise par la fumée,
De la pipe encore allumée,
Malgré les avis de Marton..
Madame est à demi-pâmée.

—Veut-on savoir d'autres exploits
Dont l'habitude est familière
A la qualité fumassière ?
Fréquentez les chétifs endroits
Où mange la classe ouvrière ;
Là, dans ce monde, trouverez
Des individus que verrez
Buvant sec et fumant sans cesse ;
L'un suit l'autre : c'est une presse.
—Sont-ils fermes sur leur talon ?
—Je ne saurais vous dire : non.
Celui-ci nettoyant sa *mie*,
(Il donne à la pipe ce nom)
L'autre de sa bouche jaunie
Détache une chique, une lie !
Eh bien, je vous le dis sans fard :
Et cette lie et cette chique
Qui ne fait pas joie au regard !!!
(A votre dégoût je prends part,
Mais... il faut que le fait s'explique)
Jetés en cuisine, au hasard,
Ont pris place dans la marmitte
Avec la graisse, avec le lard!...
Mais que ma muse soit maudite
Si je vous dépeins le pendant.....
Imaginez-vous le restant.

—Oui, les fumeurs vrais et sincères
Sont à reconnaître qu'il faut
Les reléguer pour leur défaut.
Ce ne sont pas là des chimères.
Nous leur voyons chercher des lieux

Incommodes, mais faits pour eux.
Lorsque leurs miasmes asphixient,
Lorsque les lieux qui les rallient
S'imprègnent de gaz suffoquans
Et de successifs crachemens,
N'est-ce pas preuve irrécusable
Que leur exhalaison accable?
C'est pour eux, c'est à leur sujet
Que l'on dresse un estaminet,
Ou disons mieux, qu'on édifie
Une taverne ou tabagie.
Il m'est cruel de ravaler
Des personnes dignes d'envie,
Et que l'on peut sans ironie
Honorablement signaler.
Mon Dieu! qui n'a pas sa manie?

Je dois peser sur ce tableau
Objet ni séduisant, ni beau,
Panorama qui montre en cage,
Sous une dégoûtante image,
Des fumeurs en grand assemblage,
Libres en leurs libations,
Nageant dans leurs déjections.

— Que de chagrins, dans un ménage,
La fureur du tabac engage!
Un fils qui n'a pas de raison,
Pour s'assouvir, se satisfaire,
Met le désordre en sa maison
Et toujours désole sa mère.
Contre un forcené, que peut-on?

L'époux travailleur s'autorise
A se déléguer, pour la prise
Et pour la pipe également,
Une retenue, une mise,
Alors qu'il touche son paîment.
C'est le tribut à ce penchant
Dont jamais on ne se délivre.
Toute une semaine il faut vivre !
Et l'épouse, hélas ! se confond,
Et la pauvre mère se fond.
Aux premiers temps du mariage,
Il était plus soigneux, je gage.
Le ménage ainsi va souffrant,
Et le mari s'en va prisant,
Quand, au dehors et sur la place,
Avec la pipe il se prélasse.
Se peut-il qu'on épouse ainsi
La pipe et la prise aussi,
Qu'on affiche sa frénésie,
Son immorale bigamie,
Et qu'il ne soit rien de divin
Pour frapper cette horrible faim !!...

—Disons aux pères de famille
Et disons à tous habitans
En qui l'intelligence brille,
Qu'il leur convient, sans autre avis,
De se garder en leur logis;
Et partant, de fermer leur porte
A tous êtres fumant, n'importe ;
Qu'ils sauvegardent leurs enfans
De l'abîme d'entraînemens

Où leur trop de bonté les porte.
Bon parents, sachez prévenir
Le poids d'un funeste avenir.

—Non, les fumeurs ne sont pas hommes
Quand le tabac leur fait défaut.
On pourrail composer des tomes
De leurs plaintes et de leurs psaumes.
L'espèce jure et chante haut.
Dans la disette ils se démènent;
Contre les leurs ils se déchaînent;
Ils empruntent, demandent, vont
De tous côtés, par vaux, par mont,
Tempêtant, gueusant, et moins dignes
Que Suisses, ou que Bas-Bretons
Plongeant dans le jus de nos vignes.

—A-t-il oublié son tabac ?
Sans savoir où, laissé sa pipe ?
Il fait souvent de ces coups-là.
—J'ai tout perdu !.... c'était un type !
J'ai vu tels se désespérer,
Frappant leur front, prêts à pleurer.
D'autres fois (quelle inconséquence !)
Voyez leur folle impatience !
Il la brise sur le pavé.
A-t-on l'esprit plus dépravé ?
Quand un des soldats de la garde
Lui donne pipe à la hussarde.
Alors, satisfait comme un Dieu,
Il le conduit à certain lieu
Où l'on ne boit pas de l'eau claire;

Il l'embrasse au doux nom de frère;
Il danse devant le miroir,
Puis sur la place il se fait voir
Avec cette pipe flottante
Qu'il tient d'une main caressante.
Tant d'amour dure-t-il longtemps ?
Non. Plus tard, sur ume tartanne,
Voyant un matelot du bord
Fumer pipe au tuyau de canne,
Il le prie et l'engage fort
A l'échanger avec la sienne.
—Je veux bien, qu'à cela ne tienne,
Répond le marin complaisant.
—Et tous les deux s'en vont fumant.
Les fumeurs ont l'amitié vive.
Quinze jours après, sur les quais,
Il rencontre un marchand maltais;
Il l'attire à part, sur la rive.
Des pipes comme vous avez,
Serait-ce que vous en vendez ?
Pipes turques ? —*Voi, ne volette* ?
Aspette, bravi gente, aspette.
Et le marchand va, sans délai,
Plus longue qu'un manche à balai,
Lui quérir la pipe albanaise.
On la lui garnit de tabac.
Et puis, sur le quai, le voilà
Singeant le Sultan, le Pacha !....
Comme il revenait à parade,
Un jour, placés en embuscade,
De gamins quelques pelotons
Lui détachèrent pour muscade

Détritus, pommes et citrons
Qui l'auraient, s'il eût fait bravade,
Mis peut être en capilotade.

—Quiconque s'adonne au tabac
Sait-il bien ce qui s'ensuivra,
Et quel esclavage il se donne ?
De quel vampire il s'environne ?
Nombreux les accessoires sont :
Goussets, poches s'en souviendront.
Qu'exclusivement l'homme fume,
Il lui faut une blague, un sac
Plus embarrassant qu'un volume,
Pour y renfermer son tabac
Et pour le conserver intact;
Il ne regrette pas la gêne :
Pour ses ouailles pas de peine.
Idem, une boîte en fer-blanc
Pour y contenir toute pleine
De cigares une douzaine
Ou plus ou moins, mais tout autant;
Plus un bouquin, couleur d'argent;
Plus, une boîte d'allumettes,
Au phosphore, avec étiquettes,
Pouvant mettre en combustion
Lui-même et toute la maison.
Un fumeur est homme à système,
Mariant l'un et l'autre extrême,
Autrement briquet, amadou,
Pierre faisant flamme à tout coup.
Ajoutons-y la tabatière
Pour se joindre aux vieux et leur plaire.

La prise vaut un compliment,
La prise imprime un caractère;
C'est un tout benin restaurant
Que l'on donne et que l'on reprend.
De la bouche et du nez que faire?
Ensemble il faut les satisfaire.

— O passions, qu'à vos autels,
Fascinés, suivent les mortels!
Passions, immense dédale!
Comme, à vrai dire, il s'avilit
L'homme qui de vous se nourrit!
Qui, dans son cynisme, s'étale!
Mais aussi qu'il est digne et grand
Celui que la raison dirige,
Qui se reconnaît, se corrige,
Qui se contient, qui se défend,
Qui s'en rend fort, qui se maîtrise.

— Retournez, lorsqu'il en est tems,
A la nature, aux sentimens;
Fuyez des amis imprudens....
Sous le ciel il est tant de choses,
Sans épine, il est tant de roses
Qui peuvent charmer vos instants!...
Soyez utiles, bienfaisans!
Les arts, le travail, l'industrie,
La morale, l'économie,
La musique, l'étude enfin
Qu'on ne cultive pas en vain
Quand l'âme est vivement saisie:
Ces travaux vous ennobliront.

Et par le succès vous vaudront,
Durant le cours de votre vie,
Honneur, considération;
Et ce qui n'est pas un problême,
Le contentement de soi-même.

— Contre nature est le tabac;
Et, pour le quitter sans réserve
Sans qu'un fol esprit nous desserve,
Bien difficile ce sera.
Tel jeune homme, à santé précaire,
Contre tous avis s'y livra.
Par suite, il voulut s'en défaire :
Il s'en prive, il s'y livre encor :
Le médecin prédit son sort,
Et le malheureux gît en terre.
Non, je ne suis pas médecin,
Je suis trop sensible pour l'être;
Mais tout docteur, à débile être
Fumant, anonce triste fin;
A l'homme fort qui s'abandonne
A ce goût pour lui si friand,
Il dit : fumez modérément,
Sinon l'heure fatale sonne.
—Il faut viser à l'avenir :
La perspective est accablante!
Gardez-vous de mauvaise pente.
Supputez ce que chaque jour
Vous coûte, objet de votre amour,
Le tabac, qui d'abord vous tente,
Puis vous subjugue et vous tourm[ente]
Vous saurez, qu'en vous en priva[nt]

Le pécule allant en croissant,
Vous auriez, hommes de campagne,
Qu'un tel vice et pauvreté gagne,
En bonnes valeurs ramassé
Un petit trésor condensé,
Exemple à vos enfants prospère,
Et vous achetez une terre
Qui les réjouit, qui leur vaut
D'être quelqu'un dans son hameau.
Faisant comme eux, l'ouvrier même
Pourra se créer tel moyen,
Ne fût-ce que pour cas extrême.
Alors l'épargne est un grand bien.
Sinon tout gémit et tout sombre;
Sinon tout vous vient à l'encombre.
Le coup de vent met tout à bas,
Et la famille est au trépas.
L'hôpital, grand Dieu, pauvres pères !..
Pauvres enfants et pauvres mères !...
Ce tableau doit vous faire horreur.
Proscrivez ce feu destructeur.
Chefs de famille, sages pères!...
Sur ce point, montrez-vous sévères.
Riches, craignez que vos enfans
Déshonorent vos cheveux blancs.
Si vos fils tendent à ce vice,
Vite, fermez le précipice;
Ils vous remerciront plus tard.
Un écart entraîne autre écart :
Un fils se modèle en son père.
Soutenez votre caractère :
Si vous reculez d'un seul pas,

Ou si vous haussez les épaules;
Si, souriant à ses paroles
Aux libertés qu'il prend déjà,
En se fournissant de tabac,
Vous vous taisez, il continue,
Il fume à vos yeux, à la rue,
En tous lieux, à l'estaminet,
Le jour, la nuit, à votre nez,
Il fume au lit, quand il se couche,
Il se lève cigare en bouche.
Montez jusqu'en son cabinet,
Vous subirez un atmosphère
A vous faire choir contre terre ...
De cigares.... Dieux ! que de bouts
En pépinière !.... En voulez-vous ?
De glaires, c'est une rigole...
Son père se met en courroux
S'appaise... et fait monter Nicole.
Le fils va de la ville aux champs,
Il court les femmes, les brelans;
Il lui faut voiture, calêche;
Au coffre du père il fait brêche;
Il suppose d'autres voleurs,
Domestiques, frères ou sœurs;
Il s'entoure de ses conquêtes;
Il se lance !... dettes sur dettes!...
Il fait des faux !.... dans l'embarras,
Presque fou, que ne fait-on pas ? ...
Son père souscrit.... et renie
Ce fils.... qui lui coûte la vie.
—J'aime l'homme et j'aime le bie
De l'univers âme et soutien,

Donc, je m'en voudrais de me taire.
Je l'ai dit, et je persévere.
Qu'on s'arme contre un tel ébat,
Mais sagement, mais sans eclat ;
Que l'homme mûri s'en exempte,
Le précepte alors prévaudra,
La jeunesse l ecoutera.
Je bornerai là mon attente.
Tant mieux pour qui s'en privera.
Tel déjà s inscrit et proteste,
En maudissant ce goût funeste.

— Soutiendra-t-on que le tabac
N'est la cause de cent désastres?
Par lui se réduisent à sac
Forêts, édifices, pilastres.
Lorsque le plus puissant des astres
Echauffe la terre en émoi,
Et que faut-il ? Une étincelle
Pour porter la flamme et l'effroi !....
Quand on écrit, quand on publie
Que telle maison, tel quartier,
Ont pris feu, dans un incendie,
De la cave jusqu'au grenier,
Lorsqu'un palais, lorsqu'un theâtre,
Sous un feu qu'on ne peut abattre,
Ne sont plus que pierres, debris,
Fragments detaches ou petris ;
Quand on lit qu'une poudrière,
Avec travailleurs et soldats,
Vient de disparaitre en eclats,
Qu'à cent pas ce n'est que poussiere,

Savez-vous ce qu'on écrira :
Que la cause n'est pas connue.
Et jamais on ne la saura....
Hélas ! trop souvent elle est due
A d'incorrigibles fumeurs,
Oiseaux de craintes, de terreurs.

—(A tout chroniqueur j'en appelle:)
Un touriste, effréné fumeur,
S'arrête en sa route, et chancelle ;
Il dort, s'éveille et s'interpelle :
— « Fumerais-je?... tout me sourit.
« Arbres, votre ombre me ravit.
» Un souvenir ici m'appelle,
» Fumons, c'est un si doux plaisir !
» La prise aussi me fait jouir.
» Prisons, c'est l'heure de délice !
» Fut-il jamais lieu si propice ? »
Il s'assied. Sa pipe est à plein,
Il y met le feu ; sans malice
Jette l'allumette au ravin....
Dieu ! le ravin qui se décore !
Et l'horizon qui se colore !...
A ses côtés la flamme luit.
Pour l'éteindre il n'est plus à lui;
Il se dresse et retombe encore.
Le feu se propage... il dévore
Les petits bois, les romarins,
Les herbes sèches et les thyms.
La forêt s'embrâse... et l'on trouve...
(La feuille du jour nous le prouve)
L'on trouve presqu'anéanti

Le touriste mort à demi.
L'âme irrésolue, effarée,
L'œil en feu, la tête égarée,
Il était tombé dans un trou,
Le danger l'avait rendu fou.
Mais rétabli, sachez qu'en grippe
Il eût le tabac et la pipe.
Pour les dommages-intérêts,
Six mois il souffrit les arrêts.

—Tout dire est ici nécessaire.
Ne sont-ils pas incommodans,
Ne sont-ils pas désespérans
Ces fumeurs, à grand caractère,
Ces suffisants que rien n'éclaire ?...

— Des femmes à santé précaire,
Sous une faiblesse de sens,
Souffrent, on ne saurait le taire,
De la fétide exhalaison
Qu'ils répandent dans leur maison.
Qu'ils soient souverains en leurs gîte
Cette raison les tient-ils quittes ?
J'arrive au maris. — N'ayez peur
Qu'envers sa femme tendre, honnête,
Il interroge le docteur
Pour s'assurer si telle odeur
N'est pas dangereuse à la tête
Aussi bien que funeste au cœur.
Il fume, il va, souffle et s'agite,
Sans s'occuper de la douleur
Dont sa femme ou l'enfant palpite ;

Car qui sait si l'être au berceau,
N'est pas atteint comme sa mère.
Hélas ! permettez-moi ce mot,
Le déplaisir et le malaise
Rendent toujours, ne vous déplaise,
Le fumeur surtout plus qu'aucun
Désavantageux, importun,
Fatiguant et désagréable.
Fâcheux, disons insupportable,
A ce point, que contrainte à fuir
Ce mal-être affreux, déplorable,
L'épouse à part dresse sa table.
Qu'il s'y mette ou non de dépit,
Elle a dû faire un autre lit. . . . .

— Je continue, et je m'empare,
Du vaillant fumeur de cigare:
Pour lui, qui nargue le respect,
Le fumeur à pipe est abject.
Lui, fumer la pipe à la rue !
Sa grandesse serait perdue !
Homme distinct, il s'interdit
De la fumer avec habit.
La pipe est par trop roturière,
Que la plèbe, dans sa tannière,
Pipant le tuyau culotté,
Dont on fait chanter la bonté,
Jouisse et fume à sa manière,
Pour individu tel que lui
Autrement la lumière luit.
Et pourtant il n'est pas grand'chose ;
... bonne dose

D'extravagance, de travers.
Et parfois l'esprit à l'envers.
Non, sous l'habit il n'est pas drôle.
On l'est sous l'écharpe et l'étole.
On est honoré par l'habit,
Mais il faut l'honorer aussi.
— Selon vous, la pipe est grotesque,
Affichant l'air chevaleresque ;
Le cigare alerte et gascon
Ne peint-il pas le fanfaron ?
Ne peint-il pas la suffisance ?
Osons le dire, l'arrogance ?
Qu'on le fume dans son logis,
Au jardin, comme à la fenêtre.
Cela sied bien, cela doit être :
Mais qu'au visage de Philis,
Profanant les roses, les lys.
On souffle sur sa bien-aimée
Les flots d'une épaisse fumée,
Est-ce français, est-ce galant ?
Je m'abstiens de tout jugement.
Au paletot marche hardie,
Mais à l'habit la modestie.

— Damis sort joyeux d'un débit.
Comme à ses amis il sourit,
Fier de six paquets de *Havane*
Qu'il fait pelotonner en l'air
Et qu'il met au bout de sa canne,
Pour les séduire et les leurrer !...
Il leur dit : Venez donc en prendre
Et rit d'eux jusqu'à l'âme rendre.

Il les fuit.— Dans leur déplaisir,
Ils vont lui criant pis que pendre.
—Damis s'en moque et va jouir.
Voyez le patron de boutique
Rire de sa haute pratique !...
Il n'est pas avare, Damis :
Souvent il berce ses amis.
Cependant, quoiqu'il semble large,
S'il est généreux, c'est à charge...
Il épiait l'occasion
De faire sa provision
De cigares de contrebande.
De tels faits se passaient souvent.
Le buraliste se demande
Si le cher Damis est absent,
S'il est maladif, impotent :
On lui répond qu'en son ménage,
Il fume, boit et vit en sage ;
Il fait à ses amis présent
(C'était revente, on le comprend)
De cette sorte de denrée,
Or, un douanier écoutait...
On s'informe, et bientôt l'on sait
Qu'un bateau corse à la marée
A fait filer sa cargaison ;
Les cigares sont en maison,
On s'en passe, on fume à foison.
Damis en fume sans contrainte.
On le suspecte, on le fouilla,
En poches paquets on trouva.
On verbalise, on fait saisie;
Rien ne l'aide et le justifie,

On se rend de plus au logis
Du grand contrebandier Damis...
De son trafic l'armoire est pleine...
Bref, en justice il est traduit,
De ce mauvais pas, avec peine
Il sortit. Mais chacun fait bruit
Qu'à son coffre-fort il en cuit.
Quand il voit cigare aujourd'hui,
Le malheureux a la migraine.

—Nicot aveugle tellement
L'inconstante et folle jeunesse
Qu'un bruit de musique caresse,
Qu'il n'est pas divertissement,
Jeu, bal ou cérémonie
Où ce misérable élément
Ne se mette de compagnie.
Loin de l'exclure honteusement,
On l'accueille, on l'identifie!
On ne peut voir que déraison
En qui guide honnête maison
Où l'on fait soirée, où l'on danse,
S'il supporte, à simple distance,
Un lieu de récréation
Où l'on boit à discrétion,
Mais encore où l'on *fume* et *joue*,
Où l'on s'exalte et l'on s'engoue.
Du tabac conçoit-on l'effet?
De ses gaz mortels le reflet?
Non, l'on s'aveugle — après la danse,
L'on va, l'on vient vers la dépense;
On boit, et l'on fume à grand train;

Les gaz se répandent sans fin;
Ils arrivent par l'avenue,
Par l'escalier, à large issue,
Et trois dames tombent soudain
Mortes !! —et leur âme est saisie...
On ne peut les rendre à la vie !...
Que faire pour y parvenir ?...
— Il fallut mille soins et peines...
Elles ont dû s'en ressentir !

— Le bal finit, et, comme vaines
On parle de semblables scènes !
Dans ces temps précautionneux
Se peut-il qu'ainsi l'on s'égare,
Et qu'à la fin on ne déclare
Les fumeurs partout dangereux ?...

— Changeons maintenant nos couleurs :
De la cigarette coquette,
De ses pittoresques fumeurs,
La plupart commis-voyageurs
Traçons d'un trait la silhouette.
Serait-ce que beaucoup d'entre eux
Sont juifs ? on pourrait bien le croire,
Si c'est par épargne qu'ils font
Usage d'un tel avorton.
Juifs ou Turcs, ce n'est pas l'histoire.
Est-ce qu'on voudrait faire accroire
A leurs à-côtés voyageant
Qu'ils sont absous du réglement,
Que l'article n'est pas fumant ;
Que, par contre, il est illusoire?

Dès lors ils fument nonobstant,
En le taxant de vieux grimoire.
Est-ce pour se désennuyer
Q'on les voit couvrir de papier
Restes de tabacs, de cigares,
Exercice qui sent l'avare,
Ou bien le sobre Castillan
Qui vit de soleil, de fumée?
Ou le timide adolescent
Dans goûts bizarres d'enfant?
Est-ce plutôt, tête enflammée,
L'amoureux discret, mais ardent,
Pour complaire à mine friponne
Qui s'est glissée au milieu d'eux
Par sentiment affectueux.
Minois de lorette, ou lionne
Jouant de la bouche et des yeux?...
Le cigare et la cigarette
Chez le sexe ayant pris fureur,
Il convient à tout cœur honnête
De le servir, lui faire honneur....
Jetons sur ces fumeurs femelles
Sagement, non pas le mépris,
Mais un ironique souris.
Se peut-il, qu'oubliant, ces belles,
Leurs charmes, leurs beautés réelles,
Leur bouche, si douce au baiser,
Se souille pour le refuser?...
J'admire une femme jolie,
Je lui voue un amour parfait,
Mais par le tabac avilie,
Peut-elle offrir le moindre attrait?

Je déplore que haute dame
Que l'amour des lettres enflamme
Visant à la postérité,
Sur ce point ait démérité.

—Ajoutons à cette série
Les CHIQUEURS, objets de dédains.
Bien sincèrement je les plains
Et je gémis de leur manie :
Les fumeurs et *tutti quanti*,
Les hupés, *les dilettanti*,
Qui font d'eux leur plaisanterie,
Leurs camarades à peu près,
Se sont faits leurs antagonistes,
Eux, soumis aux mêmes excès !
Cela posé, nous, moralistes,
Contre eux tous, contre le poison,
Avons immensément raison.
Ce tableau seul devrait suffire ;
Et cependant il faut tout dire :
Rien, en fait, de plus dégradant,
Comme de plus antipathique
Que ce qu'on appelle *la chique*.
Dieu ! qu'un *chiqueur* est dégoûtant !...
Non, je ne veux pas le dépeindre :
Sur les sens l'image est à craindre,
Et si son portrait j'ai promis,
J'y renonce et je me dédis.
Pour finir, un seul mot encore:
Tout vice entâche et déshonore
Alors qu'il se porte à l'excès,
Et c'est l'excès, nul ne l'ignore

Qui conduit à tous les méfaits.
Dû joueur où va le délire
Alors que son démon l'inspire,
Qu'il brise et met tout en éclats ?
Et le buveur, en sa manie,
Et quelquefois en sa furie,
Stupide, où ne va-t-il pas ?
—Pour le crime, il ne faut qu'un pas

LA TABACOMANIE.

Deuxième Partie.

LES PRISEURS ET LES PRISEUSES.

Femmes, objets de nos désirs,
Comme de nos tendres soupirs,
Qui brillez de tant d'avantages :
Si vous tenez à nos amours,
Si vos cœurs recherchent toujours
Nos offrandes et nos hommages,
Soignez vos célestes visages;
Que le goût préside à vos vœux,
Rien d'outré, rien de scandaleux;
Vous serez alors adorées.
Suivez simplement les leçons
Que la nature a consacrées :
Ornez vos têtes et vos fronts
De rubans, de jolis festons,
De jasmins, de fleurs printanières.
De roses et de primevères,
— Sur ce pied, vous plairez toujours.
Voilà vos palmes, vos atours

—Laissez voir votre chevelure;
Pourquoi le fard et la dorure?
Pourquoi tant de vains affiquets
Et d'orgueilleux colifichets?
La recherche induit à déplaire.
Je frémis qu'un goût de hamac,
Sorti d'un bouge et du tillac.
Pénétrant dans le sanctuaire,
Boudoir de la nymphe légère,
Se soit introduit par contact
Jusqu'à la dame noble et fière,
Chez l'imposante douairière.
Je porte un touchant intérêt,
Belles, à tout ce qui vous plaît;
Déplorant votre frénésie,
Pardon, si je vous contrarie,
Si je vous heurte et vous combats.

—Par quel renversement d'idées
Vous êtes-vous donc décidées
A déroger à vos appas?
D'honneur, on ne vous conçoit pas?
La prise a quelque caractère :
—Vous l'absorbez innocemment,
Mais par tout autre sentiment
Vous tenez orgueilleusement
Aux charmes de la tabatière.
Croyez-m'en, la prise, au cerveau
Est moins remède que défaut.
On vous la peindra délayante,
Révulsive, rafraîchissante,
On l'ennoblira vu qu'en cour

On prise la nuit et le jour;
On ne dira pas que, proscrite,
Maintes victimes l'ont maudite;
Croyez m'en, croyez-en chacun,
C'est de l'onguent miton mitaine;
C'est un principe de migraine;
Par cet engoûment indompté,
Se ravale l'humanité :
C'est... la laideur à la beauté.
Oui, la beauté qui la préfère
A brisé tout enchantement....
— Oh ! que ce visage est friand,
Goutte au nez, narines farcies
Où cent prises sont enfouies !....
L'éclat en est réjouissant !....
Jamais on ne fut si jolie !
Continuez, je vous en prie !...
—On aura beau, d'ivoire ou d'or,
Etincelante tabatière,
Te présenter comme un trésor
Et par devant et par derrière,
Condamnée en dernier ressort !....
—Vous me fortifiez, Mesdames,
Grandes filles soit jeunes femmes,
N'avez-vous pas prisé, rougi ?
Pourquoi s'en cacher aujourd'hui ?
Vous répétiez — Quoi de plus sale !
C'est pitoyable.... On se ravale !
Vous ajoutiez : — on n'y tient pas,
C'est par besoin, c'est un en-cas.
=Qui, moi ! m'assujétir, hélas !
Dit Rose, au poivré d'Amérique?

J'en ai, d'y penser, la colique;
Je n'entends pas farcir mon nez,
Qu'il demeure et soit ce qu'il est,
Non qu'il soit exempt de souillure.
Derechef Nicot la tenta
Et, par instant elle porta
Ses jolis doigts à la blessure.

—Après elle, un autre tendron
Entonne la même chanson :
— Foin du tabac ! je le méprise !
Eh quoi donc, tu tiens à la prise,
Toinette?.... en aurais-tu sur toi?
— Nenni, car sur la cheminée
Je l'ai tout comme abandonnée;
Mais, tiens, Madame que voilà
Peut-être bien nous permettra....
Prisez-vous, madame? — Je prise....
Mon mari le veut, m'autorise,
Et je vais au prochain bureau
Faire emplir ma boîte tantôt.
Mais, attendez.... Voilà Sophie
Dont la boîte est toujours remplie....
— Madame !.... c'est par trop d'honneu
— Prisons — C'est du bon. — C'est la
Et voilà, sans qu'il y paraisse,
Que chacune à priser s'empresse.

—Je peins ici les premiers pas
Des femmes s'ouvrant la carrière
De la trompeuse tabatière.
O penchant misérable et bas!

On rougit, vers toi l'on se porte,
On va de plus fort en plus fort.
Les mouchoirs font peur; on rapporte
Que la blanchisseuse s'emporte.
Là-dessus madame s'endort,
Ou bravement dit : que m'importe?
Cela me plaît. Je n'ai pas tort.
Mais sachez encore autre chose,
C'est que drôlement elle pose.
Maris, parents ne peuvent rien
Et Madame au tabac s'en tient.
Si Nicot lui manque, elle expire....
Et fièrement elle soutient
Que sur elle il n'a nul empire.

— Des jeunes gens fous et railleurs
Et momentanément priseurs,
Singent les dames orgueilleuses
Qui vont certifiant tout bas
Qu'elles sont loin d'être priseuses,
Que Nicot ne les tente pas,
Mais que parfois il sait leur plaire.
C'est donc par grâce et par manière
Tout bonnement et seulement
Que vous prenez la tabatière?
Disons mieux, pour étaler l'or
De l'étui, de vos doigts encor...
Le trait, certes, n'est pas louable ;
C'est là mensonge et vanité,
Ce sont tours de duplicité.
Ces Messieurs ne sont pas plus sa
Je dis qu'ils n'ont pas plus d'

..eur valet, Crispin et Lafleur,
Sont plus vrais dans leurs étalages :
Ils font parade de brillans :
N'ont-ils pas certain caractère ?
Ne sont-ils pas gens à tout faire ?
Aussi justice je leur rends.

. . . .

—Quoiqu'il en soit, qu'on prenne ;
Il ne faut pas qu'on s'y hazarde;
C'est par la propagande aussi
Que par ce vice on est saisi ,
En jouant de la tabatière.
Sans elle on ne sait plus que faire;
A ce jeu, le nez prenant part
Impose au priseur qui s'arrête
Prise fraîche et nouvelle dette,
Si bien que, soumis à leur nez
Les priseurs s'en font les valets.
Voilà l'inapte période
De début, d'introduction,
Leur bon esprit s'en accomode :
C'est un essai, c'est une mode,
C'est un moment d'illusion,
C'est une récréation;
Mais bientôt le feu se déploie
Et de l'usage on est la proie.

—Si le premier âge au fumeur
Traîne avec lui danger, malheur,
Ce début, où l'appât s'aiguise,
Est tout benin avec la prise;
Sans doute le ciel tend la main

A la vieillesse, à la simplesse,
A la perte du genre humain;
Le vice, en effet, les atteint;
Mais cet appât, qui les caresse,
Est moins repoussant, moins infect
Que la pipe en son vil aspect.
L'odorat deviendra sensible,
Et vous auriez lieu d'en gémir.
Suivez cette prise ostensible
Vers le lieu qu'elle va garnir,
Nécessiteux et susceptible,
La peine suivra le plaisir...
Aminte a vingt-cinq ans à peine,
C'est l'âge où le goût s'affermit.
Dans une maison souveraine
Pour l'art culinaire on la prit.
On ne s'aperçut pas du vice
Qui subordonnait son cerveau,
Sans quoi sans doute son service
Eût été refusé tout beau;
Elle se garda bien, Aminte,
De manifester son défaut :
Tant qu'elle put, usant de feinte,
D'un nez pur elle se prévaut.
Jamais on ne vit tabatière
Être ou circuler dans sa main;
C'était en cachette et soudain
Qu'Aminte osait se satisfaire;
Elle se modérait si bien,
Qu'elle ne prisait en cuisine,
Qu'en refusant tout entretien,
Qu'en éludant voisin, voisine,

Demeurant seule, et toute à soi..
Tout-à-coup. arrivant sur elle,
Madame un jour lui fait querelle :
— Aminte, dites-moi pourquoi
Cette porte est toujours fermée ?
— Madame, je crains la fumée,
Et pour qu'elle ne monte en haut,
Je ferme, — je ne dis plus mot.
Monsieur se plaignit d'une sauce
Dont l'odeur lui paraissait fausse;
Dont le goût âcre révoltait.
On cherchait quoi le suscitait,
Cet incident n'eut pas de suite,
Un autre événement s'ébruite.
— Qu'avez-vous mis dans ce civet ?
On n'en conçoit pas le fumet.
Ce n'est ni le goût de recuite,
Ni celui de médicament.
Le lendemain, Monsieur, Madame....
Ils ont tous deux le dévoîment....
L'un l'autre ont failli rendre l'âme.
Aminte s'émeut, et son sein
Fait voir papier et tabac fin.
Cette découverte fait naître
Chez les malades alités
Et profondément attristés
Des doutes dont on n'est pas maître;
Enfin, trois docteurs consultés,
Matières mises en présence,
Sur des croyances de poison,
Ensemble ont répondu que *non*;
Affirmant que cette substance,

Le tabac, par inadvertance,
A pu causer dérangement;
Si bien qu'Aminte est sur le champ
Mise à la porte avec outrage,
Dont son innocence fait rage.

—Dans un genre plus élevé,
Voyons où mène cette ivresse,
Cette fureur, cette faiblesse,
Ce tic salissant, dépravé.
Plus on se rapproche de l'âge,
Et moins la créature est sage.
Ainsi, l'on voit, à quarante ans.
Femmes fraîches, belles encore,
Rendre leurs appas répugnans!...
Mais quelle flamme vous dévore!...
Ah! si quelques grains d'ellébore
Pouvaient ressuciter en vous
Ce désir naturel et doux
De plaire, en réservant vos roses!...
Mais non : à la saine raison
Leurs oreilles sont toujours closes.
Voyez leur puérilité!
Elles se penchent de côté
Pour faire de gauche et de droite
Maintes politesses de boite;
Et toutes de se réjouir,
De rire et de s'épanouir.
— Goûtez mon tabac, belle dame
Dit une imposante maman,
Et la jeune répond gaîment
Votre prise m'a remis l'âme.

Je vous en fais mon compliment;
Délicieux ! corroborant !
— Madame, je tiens à la prise,
J'en use en lisant, à l'église...
On dort au sermon quelquefois..
Mais prenez de vos jolis doigts,
Puisez donc dans ma tabatière,
Puisez, vous êtes la première.
N'en goûtez-vous pas le parfum?
Oh ! celui-là n'est pas commun.
Un autre groupe se balance.
Oyez ce qu'on dit, ce qu'on pense
Des médecins et des auteurs :
Ne sont-ils pas des imposteurs ?
Je déteste la médisance.
Que ne disent-ils du tabac !...
On le traite *ab hoc et ab hac* :
C'est un poison, c'est un topique....
Mais vous le mettez en pratique !
Vous faites plus : et vos moitiés
Que vous aimez plus que vous-même
Subissent ce péril extrême.
Ainsi, vous les sacrifiez.
Non, vous n'êtes pas véridiques.
De nous, quoique vous fassiez,
Je crains bien que vous n'obteniez
Ni regards, ni panagériques.
Je ne vous fais pas de répliques
Je la ferai, laissez venir.
Allons, Mesdames, à l'ouvrage !
Enluminez votre visage !
Accomplissez votre labeur,

Émancipez-vous de plein cœur;
Délicatement cadencées,
Donnez l'essor à vos pincées;
A chaque instant, et sans détour,
Prisez la nuit, prisez le jour,
Bien ! que votre nez se remplisse,
Qu'il en découle une jaunisse
A faire reculer, frémir,
Je dirai même défaillir ;
Et que votre fichu ramasse
Ce qui n'aura pu trouver place;
Puis, avec les doigts remettez,
Ramassez et réintégrez
Ce qui s'éloigne de la masse,
Ce qu'enfin réclame le nez.

Je dois peser avec rudesse
Sur ce qui choque et ce qui blesse,
Sur ce qui pèche à tous égards,
Sur ce qui brouille nos regards;
Je voudrais, frondant vos faiblesses,
Clôturer de folles ivresses;
Je vous assimile aux fumeurs !
Je vous assimile aux chiqueurs!..
— Non, vous n'êtes pas tolérables!.
L'excès est ici déhonté,
Mais qu'on le mette de côté,
Je vous reconnais admirables,
Vous reprenez les dons du ciel,
Tout devient rose, tout est miel,
Vous reparaissez adorables,
Ce qu'a fait de mieux l'Eternel.

Après tout, Messieurs et Mesdames,
Chastes et trop sensibles femmes,
Je suis à vous d'âme et de cœur,
Je vous accorde tout honneur,
Je voudrais augmenter vos charmes;
Vous déplaire, causer vos larmes !
Non, je m'en voudrais à mourir.
Tout ce bruit tend à vous guérir,
Vous surtout... J'ai fait, quant à l'homme..
J'ai fait mon devoir, Dieu sait comme !...
Eh ! bien, nonobstant mon regret
Souffrez, l'image étant pudique,
Que je clôture ce portrait.

Il arrive, sans qu'on l'explique,
Que, tabatière ouverte en main,
Les gouttes y tombent soudain,
Croyez-vous que l'on répudie
Ce qu'elle reçoit en son sein ?
La dame, usant d'économie,
Du tabac n'en use pas moins,
Et sa voisine et son amie,
En reçoivent, par nouveaux soins.
De ce tripotage assez sale,
Sans qu'on le sache, on se régale :
L'une et l'autre s'en font présent,
S'en donnant réciproquement.

Toujours, à votre aréopage,
Beau sexe, matin comme soir,
Je rendrai mon tribut d'hommage,
Mais n'usez pas de blanc mouchoir...

On frissonnerait à le voir.
Pour être clair en mon langage,
Cachez-le même à tous les yeux,
C'est ce que vous ferez de mieux.

Que vous dirai-je encor, mesdames,
Le tabac vous sert à souhaits;
La prise sert à vos projets,
En couvrant d'innocentes trames :
Telle s'écarte du logis
Et se transporte vis-à-vis
Présentant, sous forme d'aubaine,
Avec un air de châtelaine,
Une prise, qui ne vaut pas
La peine d'allonger le bras...
Il vous sied si bien, le mystère,
A l'aide de la tabatière...
Je dis qu'on cache ses desseins,
Qu'on donne le change aux voisins.
Curiosité !... que de charmes
On goûte avec toi, sans allarmes,
Sous le voile de l'amitié !
— Je ne vous ai pas oublié :
Je viens vous l'offrir toute fraîche,
La journée est brûlante et sèche,
Et Madame de Valensol
Vient-elle habiter notre sol ?
— Elle gémit de son veuvage,
Il est question de mariage
Avec un jeune et beau garçon.
— Je suis veuve, hélas ! mais je jure
Que je ne serai point parjure.

Elle a dit, et s'en va gaîment,
En cheminant nonchalamment,
Chez d'autres voisins; sur leur porte,
Elle offre, tabatière en main,
Du tabac tout frais et tout fin,
Demandant ce que l'on colporte.
Elle écoute ainsi cent récits
Qu'elle semble n'avoir ouïs,
Et qui vont, la nuit déclarée,
Chez elle égayer la soirée.

Si la boîte mène à ce train,
La prise étant de la partie,
Si la dame en use à dessein,
N'est-ce pas une momerie ?
N'est-ce pas de l'hypocrisie ?

Le priseur vient-il à déchoir,
Son esquif est-il en dérive ?
Alors plus d'arrêt, plus d'espoir....
L'esprit se perd à concevoir
A quel point l'habitude arrive :
Le tabac, manquant à ses sens,
C'est le plus cruel des tourmens,
C'est la torture, l'agonie;
La prise est l'âme de sa vie.
Malheur à la boîte en défaut :
Il la brise et la sacrifie.
Il faut du tabac, il en faut
Au priseur, comme à la priseuse.
Quel rapprochement curieux
Entre le fumeur furieux

Et le priseur atrabilaire !
Si le tabac tarde à venir,
Il lui semble qu'il va mourir.
Alors chez la voisine hargneuse
Qu'il sait n'être guère prêteuse,
On se meut pour en obtenir
Tant soit peu pour se maintenir.
La voisine n'est pas chez elle,
Et c'est vainement qu'on l'appelle;
On rentre, on jette tout en l'air,
Et c'est un vacarme d'enfer.
Trépignant, et de guerre lasse,
Faisant la plus triste grimace,
De porte en porte ils vont errer,
Je dirai même pleurailler,
Ils vont (oserais-je le dire,
De leur enfance qui peut rire) ;
Ils vont.... arrêter les passants;
Ils se font bonaces, rampants,
Pour en obtenir maintes prises
Qu'on enlève à plusieurs reprises.

Les gens aisés, ou tôt ou tard,
S'en procureront, leur souffrance
N'est qu'accidentelle, on le pense;
Mais le papa, pauvre vieillard,
Et la grand'maman malheureuse,
L'un l'autre priseur et priseuse,
Dont les fils ont tout justement
De quoi vivre, hélas ! pauvrement,
Même ceux dont l'ingrate engeance
Toute à soi, n'entend leur fournir,

Quoique heureux et dans l'opulence,
Qu'une pitance à les nourrir,
Comment subiront-ils la vie
A cette abstinence asservie ?
Privés de ce besoin ardent
Qui les dévore incessamment ?
Pour eux il est indispensable,
Et ces bons vieux n'ont point d'argent.
Quelle existence misérable !
Toujours supplier leurs enfans !
Essuyer leurs emportemens !
Ce besoin, qui se renouvelle,
Devient un sujet de querelle
Plus qu'ordinaire en la maison,
Chaque fois que besoin les presse,
Si l'on n'évite qu'il renaisse.
Il s'en suit un train permanent.
Est-ce exister humainement ?
Non. C'est vivre on ne sait comment,
Et plus que déplorablement.

Rendons quelque hommage à la prise.
Un moindre mal attire à soi.
Nous la verrons, sortant de crise,
Passer sous son sceptre et sa loi
Un ardent fumeur de cigares.
Le jeune homme a nom de Desmares.
Du matin au soir il fumait ;
Sa bonne mère il désolait.
On lui reprochait pour fredaines
De fumer par jour trois douzaines
De cigares. Il s'épuisait,

Et l'on annonçait sa défaite....
Il devint sensible à l'amour :
Une fille belle et bien faite
Le charme, il en perd l'appétit;
Il ne fume plus.... interdit,
Tel croit que la raison l'inspire,
Tel croit qu'il est dans un délire.
Quel en sera le dénoûment,
L'amour ferait-il son tourment ?
Celle à laquelle il cherche à plaire
Ne peut supporter le parfum
Du tabac. Plait-il à chacun ?
Rosine avait du caractère ;
Il dut se soumettre au serment
De ne plus fumer de la vie :
Il n'est pas malade d'amour,
Autre chose le contrarie.
Du tabac est-ce sa manie ?
Est-ce un vertigo de retour ?
Craint-il de déplaire à Rosine,
Fille instruite, fille divine,
Qui l'intéresse éperdument ?

Il se mourait.... On le supplie...
Rosine surtout est saisie
De regrets, de pressentimens;
Elle éprouve mille tourmens.
Ira-t-elle à lui ? la décence
Est contraire à ses sentiments.
Elle ne dort plus. En silence,
Et tout mystérieusement,
Elle écrivit à son amant :

« Mettez-vous à fumer encore !
» Ce retour peut n'être pas vain,
» Essayez, je meurs et j'espère;
Desmares réplique soudain :
» Accordez-moi la tabatière,
» Je suis sûr de ma guérison. »
Ces écrits, suivis de paroles
Plus pénétrantes que frivoles,
Produisent chez tous les amants
Les effets les plus surprenants ;
Si bien que ces moyens ensemble,
Ou l'un ou l'autre seulement,
Eurent succès parfaitement.
Enfin ne fuma plus Desmares
Depuis lors pipes ni cigares ;
On le vit courir à l'hymen,
De Rosine il obtint la main.
A la prise on ne fit pas mine.
Il la fit goûter à Rosine.

Oui, la tabatière au priseur
Donne un aplomb, une assurance ;
Il la présente avec l'aisance
D'un bourgeois ou d'un procureur,
Ne sait-on pas qu'à l'audience,
L'avocat peu mémoratif,
Sur elle avec art se replie,
Et s'en aide quand il s'oublie ;
Il prise, et son esprit rétif
Trouve et reprend sa période.
La tabatière est donc commode.
Laissons son usage abusif,

L'ironie est ici de mode
Contre ce poison, qui corrode.
Lecteur, ne vous y trompez pas,
Tout est misérable ici-bas,
C'est plus qu'habitude, la prise ;
C'est une manœuvre incomprise
De volupté, de déplaisir,
Que je vous laisse à définir.
Décidément, rien n'autorise,
A prôner la pipe et la prise.

Un tribunal fut établi
Je ne sais pas où, ni par qui ;
L'époque n'en est pas précise.
D'avance on dresse ce rescrit :
» Que pour n'être, juge, saisi
» Par un sommeil que l'on repousse,
» Qui surprend l'esprit par secousse,
» Et pour ne pas perdre le fil
» De ce qu'expose le babil
» De maintes personnes plaidantes,
» *Voulons* qu'on tienne devant soi
» Des tabatières avenantes,
» D'un contenu de bon aloi,
» Tabac qui maintienne en émoi
» Président et magistrature,
» Greffiers et tous les gens du Roi ;
» Voulant que leur docte figure
» Ait toute aisance sous le nez,
» Pourquoi tout soit fait et parfait.

On vit donc sur tous les pupitres,

Même sur ceux des avocats,
(Pour qu'ils ne s'endormissent pas),
Des quantités de tabatières
De leur bon tabac toutes fières.
Ce fut un spectacle riant,
Un prestige joyeux, plaisant,
On se tut devant la justice :
Mais on sourit avec malice.
Est-ce un récit d'amusement ?

Le fait faux ou vrai, que m'importe.
Je raisonne d'une autre sorte :
Et qui donc n'aurait pas appris
Que le tabac monte à la tête ;
La pensée alors n'est plus nette.
Pour moi, je n'accorde nul prix
Au tabac ; et sotte, indiscrette
Je déclare l'injonction
Que le tribunal s'était faite.

Et l'on voudrait préconiser,
Couronner et royaliser
A la fois l'agent et le vice
Qui fait de l'homme un mannequin,
Un bouffon de foire, un crispin !...
Je m'arrête enfin... j'ai malice
Qu'on soit pire que des enfans,
Quand on a vingt et soixante ans.
On dirait le siècle novice.

Sur les priseurs, comme furets,
Tombent de nombreux quolibets,

Rapportons-les sans méchantise.
Sincérité, c'est ma devise.

Tout priseur, dit-on, est *vantard*;
C'est un *causeur*, c'est un *bavard*,
Un badaud qui tombe en extase,
Un *flaneur* qui cherche une case ;
Un *trompeur*, qui fait le semblant
De libéralité modeste,
Quidam qui ne vaut pas un zeste.
Ces mots peut-être offrent deux sens ;
En colère ils mettraient les gens,
Définissons-en la série,
Afin que l'on ne se récrie.

Le vantard. Il attire à lui
Les bonnes gens, et se produit
En se disant, s'il n'est qu'un drille,
Un honnête fils de famille.

Le bavard. Il jette un propos
Pour débiter un cent de mots.

Le badaud va bouche béante ;
Il écoute, fait de grands yeux
Et de tout se montre amoureux.

Le flaneur, c'est tel qui se plante
Dans les magasins qu'il fréquente,
Toujours la tabatière en main,
Tantôt fier, tantôt patelin.

LE TROMPEUR... chacun le méprise.
Il se divulgue. Je l'ai peint.
— En général, c'est par la prise,
C'est avec cette marchandise,
Qu'il fait ses introductions,
Qu'il tend ses machinations.
Des priseurs j'aime la souplesse.
Ne contestons pas leur finesse.
Ils admettent le sentiment ;
Ils professent le dévoûment,
De leur patience on les loue,
Bien rarement ils font la moue.
Les priseurs sont pleins d'agrémens,
Ils sont assez divertissans ;
Tel vous fera part d'une prise
Qui, d'en prendre dix, s'autorise.

Fumeurs, priseurs, peuple incongru,
D'entre nous doit-il être exclu ?
Je pense mieux ; mais je souhaite
Qu'à bon escient il se remette.
Tel vice ou défaut, quel qu'il soit,
Est un mal qui gagne et qui croît.

LA TABACOMANIE.

Troisième Partie.

ARGUMENTATION.

Si j'ai flagellé sans égard
Un vice qu'en toutes pratiques,
On peut ranger, système à part,
Au rang des misères publiques,
Soit qu'on en use sobrement,
Soit qu'on s'y livre aveuglément,
Quelque motif que l'on étale,
Toute suite en sera fatale.
Vu de face et des deux côtés,
C'est une caverne profonde,
Un antre de calamités ;
C'est, dans le style du beau monde,
Et selon modeste jargon,
Du malsain, du nauséabond,
Du nuisible en toute façon.
— Ces figures doivent surprendre,
Et sans doute je dois m'attendre
A répondre à vingt argumens,
Je les vois venir, et j'attends....
Le désir du bien, ma franchise,
Ayant provoqué tous avis,

Voici, laconiques, polis,
Deux factums, que par entreprise,
Et par la poste, ils m'ont transmis.

» Si ce monde, tissu de peines,
» Nous charge d'ennuis à tous pas.
» Et de souffrances et de chaînes,
» Faut-il les subir sans ébats ?
» Le ciel nous accorde une plante
» Qui nous délasse et nous contente,
» A nos maux baume précieux,
» Vous le traquez comme odieux.. »

— Il semble, aux fumeurs fanatiques,
Qu'il n'est à leurs objections
Contradictions, ni répliques :
— Je goûte vos assertions.
Il vous faut des ébats? sans doute:
Mais si ces ébats, qu'on redoute,
Blessent d'abord vos intérêts,
Sont dangereux à vos semblables,
A ceux qui vous touchent de près ;
Si les destins défavorables
Vous soumettent à des travaux
Qui, pour vous, sont déjà des maux,
Est-ce que l'exercice même,
Ou le travail, s'il n'est extrême,
N'est pas l'opposé de l'ennui ?
On ne saurait vivre sans gêne.
Si, pour vous sauver de la peine,
Votre individu n'est plus lui,
Si l'homme use son caractère,
Faut-il qu'un tuteur, ou qu'un père,

Faut-il qu'une épouse, un mari,
Un proche parent, un ami,
Un sage, un médecin, un prêtre,
Vous laissent en proie à votre être?
Vous vous nourrirez de poison,
Ils ne vous retiendront pas? non....
—Sachez qu'on appartient au monde.
Vous vivez pour lui, non pour vous.
Je dirais trop. Arrêtons-nous.
—Examinons sur quoi se fonde
Cet autre factum en deux points:
» Tout porte danger sur la terre,
» Le tabac en porte le moins.
» S'il ne faut pas qu'on le révère,
» Q'on le traite avec quelques soins.
» En ce conflit, qu'allons-nous faire?
» Former deux partis et deux camps?
» Si propos mènent à la guerre,
» Vous n'y seriez les plus vaillans.
» Nous vous passons, et sans scrupule,
» Le décousu, le ridicule
» Que vous nous jetez largement.
» Le désordre est dans la nature,
» Le ciel déborde et fait fracas,
» Le plus ou le moins de mesure
» Est d'ordre peut-être ici-bas.....
» Enfin, du fumeur, quoi qu'ondise,
» Le libre arbitre est la devise:
» —S'il ne se peut, **VIVRE ET MOURIR**,
» Mais lorsqu'on peut, **VIVRE ET JOUIR**.
—Je ne saurais garder malice
Aux gens à tabac. Je les tiens

Pour gens honnêtes, gens de biens ;
Je leur rends quant à ce, justice.
Aux jeunes, je dis : gardez-vous,
Prenez en horreur l'habitude,
Soyez au travail, à l'étude ;
Aux désordonnés, comme aux fous,
(N'être pas à soi c'est folie)
Je dis : réformez cette envie.
— Elle vous commande, dit-on....
— Le tabac, vaincre la raison!...
D'un vil rameau se rendre esclave !
Un petit brin d'herbe vous brave,
Et vous cédez à ce penchant
Plus maussade qu'extravagant,
Fatal au tronc comme à la tête !
A la bourse, hélas ! qui l'allaite!....
—Mais vous le voyez autrement :
Chantons, célébrons pour vous plaire,
Ce spécifique délirant,
Précieux, divin, salutaire !
Vite, des autels, et prions
Pour obtenir doubles moissons !....
— Vous sermonner serait sottise !
Souffrez au moins qu'on vous le dise :
S'il n'est plus pour vous de salut,
Laissez-nous marcher à bon but
Pour garantir l'humaine espèce
Et pour préserver la jeunesse.
Si de ce vice déhonté
Nous sappons la malignité,
Les travers, la fatuité,
Et les flots d'indélicatesse.

Subis par la société;
Si nos images vous déplaisent,
Faut-il que nos clameurs se taisent?
Nous en gémissons. Nos portraits
N'attaquent nommément personne.
Que l'apostrophe ailleurs résonne:
Respectant les individus,
Les chemins ouverts nous sont dus ;
Nous pratiquons sur nos limites.
Généraliser, c'est permis;
Et nous en usons, mes amis.
Mon Dieu, vivez en sybarites;
Mieux, s'il vous convient, en ermites;
Contentez-vous. Reste à savoir
Si le matin vaudra le soir,
Et, si par maints retours contraires,
Un assortiment de misères
Ne vous désarçonnera point :
Le libre arbitre mène loin.
Moi, je tiens qu'il faudrait sans cesse
Qu'on s'inspirât de la sagesse.
— Décachetons ce qui tout frais
M'advient par un autre message.
A répondre nous sommes prêts.
—C'est une dame, qui m'engage,
Par les motifs les plus charmants,
A rectifier mon ouvrage
En ce qui, dans l'un de mes chants,
Touche à la prise, à la priseuse.
Obligeons les honnêtes gens.
La pièce serait-elle oiseuse,
N'en devient pas moins curieuse.

« J'en appelle à vos sentiments,
» Honnête Monsieur : dans vos pages
» Vous exagérez les images.
» Pardon de la témérité,
» Vous frappez fort, en vérité ;
» Vous outragez presque, à vrai dire,
» Et poussez à bout la satyre.
» Quelques pages auparavant,
» Grand louangeur de notre sexe,
» Plus bas, votre muse le vexe;
» Non, vous n'êtes pas un méchant;
» Vos vers vous peignent autrement.
» Quoi ? la prise, la tabatière
» *Jolis riens* qui charment nos sens,
» Vous font ameuter les passants !,..
» Que votre ire soit moins amère.
» Vous nous flanquez dans la poussière;
» Et nos appas sont avilis !
» Nous perdons nos roses, nos lys;
» Vous nous représentez hideuses ;
» Vos métaphores sont affreuses.
» En tout et partout il est gens
» Qui débordent, sont hors de sens ;
» Il est peu digne de les peindre ;
» Ils sont trop bas pour les atteindre.
» A quel propos tout ce fracas ?
» De nous vous devriez faire cas.
» A ce feu donnez moins de prise.
» Mais.... quand on ne fait pas abus,
» Les goûts bornés sont des vertus.
» Or, bien innocente est la prise
» Quand modérément elle est prise.

» Ne chargez plus tant vos pinceaux,
» Et vos vers seront à propos.
» J'espère donc, mon cher poète,
» Que, vous rendant à ma requête,
» En bon et loyal chevalier
» Et sans trop vous faire prier,
» Vous effacerez de vos lignes
» Contre nous certains mots peu dignes.
—Eh bien, me fais-je illusion ?
La bonne dame, ce me semble.
A pris le groupe pour l'ensemble,
Fausse dans sa conviction.
La femme qui pense est rebelle.
Chers lecteurs, à vous j'en appelle,
Me permettrez-vous quelques mots ?
Répondre, me semble à propos.
Aussi bien l'honneur de la dame
Autant que le mien les réclame.
Soyons brefs, et que tout soit clos.
—Une reine orgueilleuse et fière,
En notre France propagea
Le tabac et la tabatière,
Trois siècles sont passés déjà.
Ces JOLIS RIENS (je revendique
Ces mots qui causent ma réplique),
Ces JOLIS RIENS ayant succès
De prime abord, à leur naissance,
La mode anticipa leur chance,
Et malgré le *qu'en dira-t-on*,
Le toxique passa pour bon,
Quoiqu'il fût reconnu poison :
On vit des vertus dans ses vices.

Mis au rang des besoins factices,
On aspira, prisa, huma,
Plus ignoblement on fuma;
La bouche et le nez pullulèrent,
Et les glaires en débordèrent.
Je vous demande en ce moment :
Vivait-on pas auparavant ?
— On s'ennuyait — et l'on s'enrage.
— On sommeillait — on fait tapage.
Oui, le tabac, au lieu d'accords,
Met les familles en discords.
Sans m'assujétir à des femmes,
Pour me remettre avec les dames,
Qu'avourai-je ? —Je dirai pis....
Je voulais taire les dépits
Qu'entr'époux le tabac suggère,
Un rien peut susciter la guerre :
Certains maris ont en horreur
Et la prise et la tabatière,
Et leur dame n'est pas d'humeur
A se soumettre, noble et fière;
On ne s'entend pas, et l'on vit,
Chacun son cabinet, son lit.
Avec regret je vois des femmes
Faites pour enchanter nos âmes,
Perdre infiniment de leur prix.
Comment, celles qui sont pourvues,
Au banquet des grâces reçues,
De délicatesse et d'esprit,
Honorent-elles leurs personnes ?
La prise fait rougir leurs bonnes !...
—Des maîtresses de pension

Méritent-elles qu'on les loue ?
Leurs élèves leur font la moue.
Qu'inspire-t-on, à chaque instant
Quand on prise le nez béant ?
Au premier jour les demoiselles,
Sans doute iront priser chez elles ?....
—Je vois à genoux gens pieux,
Des dévotes baissant les yeux,
Sortir leur belle tabatière,
Et priser durant la prière.
Il semble que ces JOLIS RIENS
Leur sont plus chers, sur cette terre,
Que le soleil qui les éclaire :
Lorsque la grâce est sur leurs pas,
De priser est-ce bien le cas ?
Gens élevés, on vous contemple:
Au grand nombre donnez l'exemple.
— Je ne puis clore mes trois chants
Sans rentrer, pour quelques instans
Sur des particularités omises
Que la mémoire m'a transmises.
A mes lecteurs, à mes héros
Je dois encore quelques mots.
On n'est pas exempt de reprises.
Le fumeur l'a-t-on jamais vu
Dans son domicile, assidu ?
Il y mange, y dort, s'en exile
Pour courir à l'estaminet,
Là convenablement il est ;
Avec son épouse et son père,
Un tel être peut-il se plaire ?
Il n'est bien qu'avec des fumeurs,

La plupart éternels parleurs;
Ou bien on le voit chez Grégoire,
Liquoriste qui donne à boire.
On s'assied là comme chez soi.
Tous gens y sont de bon aloi.
L'ennui les prend, et l'on s'invite:
Les amis, fumeurs comme lui,
Au jeu de boule l'ont conduit.
La guinguette est un joli gîte,
On commande lapin, poulet,
Broche tourne, à table on se met.
Une autre fois, par entrefaite,
C'est au café que l'on se rend;
On joue au piquet, et l'on prend
Du café sur la perte faite.
Quelle dépense dans le cours
De douze mois, ou de l'année !...
Et c'est ainsi que par journée
Un total se forme toujours.
Eh bien, rentier, propriétaire,
Industriel par à-peu-près,
Fumeurs d'élite, et sans excès,
Peuvent compter, chiffre ordinaire
Sur la somme de trois cents francs.
Le journalier, selon les gens,
Sur moitié moins, d'après salaire,
Et le priseur à tabatière,
Si des trois quarts moins il diffère,
Il en est alors pour le quart.
— Dans cette annuelle dépense,
Le tabac est en grande part;
Comme il est le point de départ,

Au tabac j'impute la danse.
—Tabac !. .. rentre dans tes forêts,
Vil tabac ! vas chez les sauvages ,
Vas-t'y reléguer à jamais,
Toi, tes produits et tes méfaits.
Nos civilisés et nos sages,
Attachés à l'utile, au bon,
Non infatués de chimères,
Non saisis d'ardeurs mortifères,
Reconnaissent avec raison
Que, privés de tabac, nos pères,
Gens sans recherche et sans façon,
S'agitaient, savouraient la vie,
(Le tabac n'est pas l'ambroisie);
Sans fumer , soldat, citoyen,
Bivaquaient et se battaient bien;
Le matelot, leste à son œuvre
Faisait son quart et sa manœuvre;
Le tabac le connaissait-on
Sous Cook et Cristophe Colomb
Types de valeur, de génie!
Que de souvenirs éclatants !
Quels épisodes triomphants !
L'Europe se vit rajeunie
Siècles de la galanterie,
Siècles de grands événements,
Le burin sacré de l'histoire
Vous porte au temple de mémoire.
Le tabac entre-t-il en parts
Avec l'amour et les beaux-arts,
Avec le génie et la gloire !....

APPENDICE.

Maintenaut, voulez-vous, lecteurs,
Que je cite les tabacqueurs
Journellement à la manœuvre;
Ceux plus ou moins aptes à l'œuvre,
Ceux qui, forts d'un fier appétit,
Ne lui donnent aucun répit.
Si l'on juge par le visage,
Le priseur semble le plus sage.
Aux priseurs ne vous fiez pas.
Nous énumérerons plus bas
Leurs droits à l'estime publique
Et la valeur qu'on leur applique.

— Remarquons d'abord *les pipeurs*.
Il en est de toutes couleurs :
Le marin pipe à toute outrance,
Le soldat fume pauvrement;
Il fait maigre faute d'argent;
L'ouvrier songe à la pitance;
Il ne fume qu'après repas
D'ordinaire court, mais pas gras;
Le cultivateur se dispense
De tous mets, et se récompense
Sur la pipe, ses vrais amours.
Cette habitude croît et gagne;
C'est comme un culte à la campagne;
Un voiturier fume toujours;
Il fume en étrillant sa bête,
Chez lui la manie est complète,

Aussi meurt-il avant le temps.
Et quant à certains autres gens :
Avocats, avoués, notaires,
Gens de lettres et fabricants,
Bourgeois, employés et marchands,
Commis, clercs et propriétaires,
Commis de bureaux, commissaires,
Pipant chez eux, ou bien ailleurs,
Marins de mer et de rivières,
Douaniers, rouliers, voyageurs,
Alléchés par mêmes misères,
Je les plains tous, car je le sens,
Lâches, ils cèdent à leurs sens.
Que les uns soient insupportables,
Que les autres soient plus traitables,
Les plus ardents sont les moins fous,
Ils sont excusables peut-être;
Qu'on me comprenne : ils sont absous
Parce qu'en fait n'est plus un être
Qui de la brute est au-dessous.

— Sans doute ce n'est guère en vue,
Et ce n'est non plus à la rue
Que les Messieurs bien élevés,
Et modestement réservés
Pour fumer vont chercher issue,
Au-dedans, comme en plein soleil,
Les odeurs n'ont pas de sommeil...
Bref.... divers laissent en leur chambre
Un recuit qui ne sent pas l'ambre :
Les tiroirs, les tables, les lits
Constent d'objets plus que moisis,
Et la femme qui fait ménage,
Pour cela quitte et se dégage;

La maîtresse aussi du logis,
Craignant pour ses esprits saisis,
Pour ses enfants, ou pour sa mère,
Fait déguerpir son locataire
Qui laisse à tous pas des odeurs,
Peste inhérente à tous fumeurs.
Tel clerc, ou soit tel secrétaire
Avec qui le patron diffère,
Est rejeté de son bureau
Parce qu'on a vu son chapeau
Plein de tabac et de cigares,
Et le bureau couvert de tares.
(Ceci regarde les fumeurs.)
Mais des deux sexes les priseurs
N'offrent pas moins de répugnance,
Ils méritent tous qu'on les tance !...
Directeurs et chefs de bureaux,
Personnel soumis et dispos,
Voulez-vous que je vous expose
Ce qu'un de vos servants dépose :
« Partout où règne l'encrier,
» Plumes, grattoirs, canifs, papiers,
» C'est pour lui bien cruelle peine,
» A certain jour de la semaine,
» Quand bureaucrates sont sortis,
» De soigner meubles et tapis.
» Qu'au diable soit la main première
» Qui façonna la tabatière !...
Et le cher homme ajoute alors :
» Ces messieurs ont de beaux dehors...
» Cependant où leur main repose
» Pour machiner la moindre chose,
» Par sotte boîte à leur côté
» Le tapis n'est plus qu'un pâté !...

» Ce qui s'en exhale me brise !...
» S'il me répugne, le fumeur,
» Du priseur le nez me défrise.
» Tous les deux je les exorcise. »
— Ces propos n'indiquent-ils pas
Qu'il est, chez le monde à fracas
Mêmes défauts, mêmes misères,
Et que le tabac en est père.

— Voyons d'établir cependant
(Et c'est le but de ce pendant)
Qui de la pipe ou de la prise,
Toutes deux vile marchandise,
(Je m'y résigne avec douleur)
Mérite un regard de faveur,
Une notable déférence.

Le parallèle est donc ouvert,
— La pipe marche à découvert ;
Elle est alerte. elle est grivoise,
Si je la mesure à la toise;
Elle est de mode et de bon ton ;
Elle donne un air fanfaron.
C'est pourquoi dans leur promenade
On voit des fumeurs de parade,
Les jours de fête sans façon,
Fumer en file à l'unisson.
Donc le fumeur se manifeste,
Chez lui tout est franc, tout est leste ;
(Je dois en faire mention)
La pipe se meut sans mystère,
Elle s'adore et se révère ;
Elle cède à l'illusion.

Si l'on repart qu'elle indispose,

Que sa malpropreté surtout
La rend un objet de dégoût,
Alors tout crûment elle oppose.
« Qu'il n'est sous ciel qu'heurs et mal,
« Que la joie entraîne les pleurs,
« Et que l'épine est à la rose. »

— Le priseur se croit sans défaut :
Le vice chez lui chante haut;
Il apparaît frais et modeste,
D'impropreté son nez proteste.
Néanmoins il fera jabot.
Mais son mouchoir, mais sa cravate,
Son gilet, sa chemise en tâte
De la couleur noire-grenat,
De son corrosif reliquat;
L'écoulement que je signale
Ne fait pas *florès*, il ravale ;
Ses aliments froids, comme chauds,
Ceux-mêmes de ses commensaux,
En ont vu saupoudrer leur sauce.
Certes, tout cela ne rehausse
Ni le tabac, ni les priseurs.
Ce qui ne plaît, ni n'édifie,
Et qui chez eux surtout crie,
C'est ne sais quel ton anodin
Tout gracieux et tout benin
Qui, présentant riant visage,
Sent de loin le patelinage.
Quand on n'est pas dans de saints lieux,
Pourquoi cet air doux et pieux ?
Tel dit : c'est de l'afféterie,
L'autre d'un ton facétieux,

L'appelle farce, hypocrisie.
La sincérité chante mieux.
Je ne moleste ici personne,
Priseurs et fumeurs me sont chers ;
Ils sont enfants de l'univers.
Que si le ciel les abandonne,
Je n'y pourrai sans doute rien.
On prétend que tout vient à bien...
Donc, je puis fournir mes pensées
Pures et désintéressées.

— Je proteste envers tous les deux ;
Ils sont affligeants, déplorables ;
Ils sont hideux, insoutenables ;
Ils sont fainéans, paresseux ;
Par besoin ils seraient coupables.
Si de leur sans façon l'on rit,
De leurs tristes faits on gémit.
Qu'on les scrute à fond, qu'on les sonde,
C'est la risée assez féconde
D'un facétieux bel esprit...
En un mot, on doit reconnaître
Qu'ils sont pour chacun un mal-être.

— Voilà quels sont mes sentimens.
Ce tableau déplaira peut-être...
Adieu, tabacqueurs messéants...
Adieu. De vous je me défends....
Et si je puis trouver une anse
Loin de vos esprits importuns,
Pour n'avoir visite d'aucuns,
Vers elle ardemment je m'élance.

www.ingramcontent.com/pod-product-compliance
Ingram Content Group UK Ltd.
Pitfield, Milton Keynes, MK11 3LW, UK
UKHW020338250726
13967UKWH00005B/2006